RENT DE RAYMOND

Anatomie Chirurgicale

du Testicule

en Ectopie Inguinale

MONTPELLIER

G. FIRMIN, MONTANE ET SICARDI

ANATOMIE CHIRURGICALE

DU

TESTICULE

EN ECTOPIE INGUINALE

PAR

Laurent DE RAYMOND

DOCTEUR EN MÉDECINE

(MÉDAILLE D'HONNEUR DES ÉPIDÉMIES 1903)

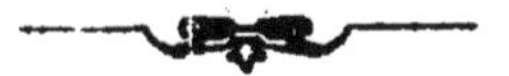

MONTPELLIER

IMPRIMERIE GUSTAVE FIRMIN, MONTANE ET SICARDI

Rue Ferdinand-Fabre et quai du Verdanson

1905

A LA MÉMOIRE DE MA MÈRE

MEIS ET AMICIS

L. DE RAYMOND.

AVANT-PROPOS

Les dernières heures de notre vie d'étudiant nous reportent à nos débuts dans l'apprentissage de l'art si difficile de guérir. Nous nous revoyons, échappé du lycée, ayant soif de liberté, pressé d'être le propre maître de notre vie aussi bien que de notre méthode de travail. Il nous semblait que jamais nous n'arriverions à réaliser le rêve si longtemps caressé. Et cependant, la voilà vécue cette longue étape, qui alors nous paraissait interminable tant le but paraissait difficile à atteindre, et que nous sentons maintenant avoir été trop courte, tant le chemin a été aisé.

Il est vrai que dans ce délicieux voyage, nous avons eu des guides sûrs et des compagnons de route fidèles. Nous sommes heureux que la tradition nous fasse une douce obligation de les remercier ici publiquement.

Nous devons à notre père d'être ce que nous sommes : instruction, éducation. il nous a tout donné. Nous n'oublierons jamais qu'une telle dette ne peut s'acquitter. Nos frères et nos sœurs nous ont toujours entouré d'une affectueuse sollicitude. Dans les moments difficiles, nous avons trouvé dans leur âme assagie l'inépuisable tendresse qui ranime les courages les plus abattus. Nous sommes heureux de leur renouveler ici notre profonde affection.

Nous sommes redevable à nos maîtres de la Faculté de l'instruction que nous avons acquise.

Que M. le professeur Forgue daigne agréer l'expression de notre vive gratitude pour l'honneur qu'il nous a fait en acceptant la présidence de notre thèse. Nous garderons le plus profond souvenir de la bienveillance qu'il nous a toujours témoignée et de l'enseignement si précieux dont il nous a fait si largement profiter.

Que M. le professeur Estor et le M. le professeur-agrégé Jeanbrau veuillent bien accepter tous nos remerciements pour la courtoisie avec laquelle ils nous ont reçu, et pour les leçons qu'ils nous ont données.

M. le professeur Tédenat nous permettra de nous souvenir de l'amabilité avec laquelle il nous a laissé publier une observation inédite.

Nous tenons enfin à rappeler les témoignages d'amitié dont nous ont comblé les docteurs : Delcros, Suzanne, Cantier, Roca, Rives et maître Cazajou. C'est avec eux que nous avons vécu toute notre vie d'étudiant, que nous avons partagé illusion, espérances, déceptions, plaisirs. Et au souvenir de nos folles équipées, de nos aventureuses entreprises, de nos rires communs, de nos petites peines communes, nous sentons maintenant toute la grandeur, toute l'étendue de ce mot : Amitié.

INTRODUCTION

Durant notre stage dans le service de notre maître M. le professeur Forgue, nous avons eu l'avantage d'assister à plusieurs interventions fort intéressantes pour ectopie inguinale du testicule. Nous avons été témoin des nombreuses difficultés qui se sont présentées au cours de ces opérations, et, frappé par la variété même de ces difficultés, nous avons eu l'idée, suivant en cela le conseil de notre maître, de rechercher dans les divers travaux publiés à ce sujet quelles étaient les principales résistances qui s'opposaient à la descente artificielle du testicule, en un mot qu'elles étaient les conditions anatomiques du testicule arrêté dans le trajet inguinal Ce serait présumer de nos forces que de prétendre présenter ici une étude complète de l'anatomie de l'ectopie inguinale du testicule ; cette étude est encore à faire, et seule une expérience consommée de la chirurgie pourra la mener à bonne fin.

Nous nous bornerons donc dans notre thèse à exposer :
1° L'historique de l'ectopie inguinale ;
2° Les résistances dues au canal déférent ;
3° Celles dues au pédicule vasculaire ;
4° Celles dues à la séreuse vagino-péritonéale ;
5° Nos conclusions.

ANATOMIE CHIRURGICALE

DU TESTICULE

EN ECTOPIE INGUINALE

CHAPITRE PREMIER

HISTORIQUE

En étudiant l'ectopie testiculaire inguinale, nous avons été frappé par ce caractère particulier que l'histoire de cette anomalie s'est constituée peu à peu grâce à des faits observés à très longue distance les uns des autres et publiés par différents auteurs.

Nous ne trouvons dans la littérature médicale de l'antiquité aucune étude, même esquissée, de cette question ; seuls ont été signalés les cas de tumeurs de l'aine amenant une modification appréciable des formes extérieures et coïncidant avec l'absence d'un testicule dans le scrotum, mais nul observateur n'a eu l'idée de penser à un arrêt du testicule. Les médecins grecs et latins ne paraissent pas avoir constaté l'ectopie inguinale, car les œuvres de Rufus d'Ephèse, de Galien, de Paul d'Egine, n'en font nullement mention.

Au xvi⁰ siècle, Nicolas Mussa, dans son traité *Anatomiæ liber introductorius* et Ambroise Paré dans ses œuvres nous rapportent les premiers faits bien observés. Quelques années après, Régnier de Graaf, dans son « de virorum organis » et Martin Schurig dans sa Spermatologia historico-medica, consignent quelques exemples d'ectopie inguinale, et Quelmatz écrit sur ce point le premier article didactique.

Posé par Quelmatz, le problème de l'ectopie inguinale du testicule ne tarda pas à susciter les recherches des savants anatomistes et chirurgiens de l'époque, et, tour à tour, Haller, Wrisberg, J. Hunter et Rœlinder s'intéressent à cette question et publient des travaux importants. Mais c'est surtout au xixe siècle, que s'ouvre une période nouvelle, féconde en productions ayant rapport aux anomalies de position du testicule, en particulier à la variété la plus fréquente, à l'ectopie inguinale.

Rosenmerkel, dès 1820, publie un traité des maladies du testicule arrêté dans le canal inguinal : « Ueber die Radicalcur der in der Weiche liegenden testikel » et rapporte l'intervention de Koch, de Munich, qui, le premier, eut l'idée de traiter par la méthode sanglante un testicule situé dans le trajet inguinal.

Chélius fut le second, mais le succès ne répondit pas à leur tentative, car la glande séminale des deux opérés remonta.

Adams et Patridge pratiquent la même intervention, d'abord sur un testicule périnéal, puis inguinal. Ils ne furent pas plus heureux ; le dernier chirurgien se vit même obligé de recourir à une castration secondaire. Aussi, Curling, peu enthousiasmé par ces résultats, rejette radicalement l'intervention dans l'ectopie inguinale parce qu'il l'estime trop dangereuse. A cette époque, en effet, outre les difficultés opératoires déjà signalées par Curling, le voisinage du péritoine rendait la réduction sanglante trop périlleuse et nous voyons les malades de Patridge, celui d'Adams et celui de Curling succomber à une maladie intercurrente qui n'était autre que la péritonite.

Sous l'influence des idées de Curling, le problème de la cure de l'ectopie subit un temps d'arrêt et ce n'est qu'en 1849 qu'il fut remis à l'ordre du jour par les recherches de Robin sur le gubernaculum testis, le mémoire qu'il présenta à la Société de biologie, par les travaux de Follin et la thèse de Lecomte, qui renferme une étude très approfondie de la pathologie du testicule retenu dans l'aine. Bientôt après, Godard résume dans un rapport à la Société de biologie tout ce que la science renferme de relatif aux diverses ectopies et surtout à l'ectopie inguinale.

Paris, Gauthier, Ringeisen, dans leurs thèses, Le Dentu dans son concours d'agrégation, consacrent quelques pages à l'anatomie de l'ectopie inguinale et apportent de nouvelles observations.

En 1880, l'antisepsie avait fait son entrée dans le domaine de la chirurgie, et grâce aux méthodes nouvelles, Wood obtint le premier succès dans un cas d'ectopie inguinale. Il s'agissait d'un testicule enflammé, fixé aux piliers de l'anneau externe par de très solides adhérences. Wood libéra le cordon dans une étendue de 2 centimètres et demi, et malgré sa brièveté, parvint à faire descendre le testicule de 2 centimètres au moyen de tractions exercées en bas, après quoi, il fixa la glande au scrotum.

Le professeur Max Schuller, de Greiswald, opéra en 1881 un jeune homme de 20 ans dont le testicule était dans l'anneau inguinal. Ayant obtenu un excellent résultat, il recommanda la transplantation sanglante du testicule ectopique dans les bourses.

Lorsque la méthode de faire des cures radicales de hernies se répandit, la conduite à tenir vis-à-vis du testicule en ectopie inguinale suscita des discussions. Kraske, en 1882, déclarait inévitable la castration si le testicule adhérait trop au sac ; pourtant il cherchait à conserver l'organe, témoin l'observation d'un enfant de 14 ans (thèse de Vincouroff), chez lequel le testicule, quoique atrophié, fut placé dans le scrotum, après cure radicale.

Sonnenburg, en 1883, assure qu'une longue expérience l'autorise à déclarer que dans la cure radicale des hernies compliquées d'ectopie inguinale, la conservation du testicule n'est pas un danger de réussite et devient un devoir pour le chirurgien.

John Wood, dans ses lectures « Hernia and ist radical cure », consacre un long chapitre à l'ectopie inguinale, compliquant les hernies, et cite plusieurs observations personnelles d'ectopies inguinales qu'il a opérées.

En 1855, Lindenbaum et Nicoladini rapportent deux succès de cure radicale de hernie avec ectopie inguinale et de fixation du testicule au scrotum.

La question de l'ectopie fut traitée à plusieurs reprises à la Société de chirurgie. Richelot, en 1887, Lucas-Championnière, Terrier, Berger et Lefort se déclarent partisans de l'intervention malgré les difficultés opératoires que le chirurgien peut rencontrer. Au mois de novembre de la même année. Lucas-Championnière pratique l'abaissement du testicule inguinal par la méthode sanglante. descend l'organe après avoir sectionné « tout ce qui n'était ni le canal déférent ni l'artère spermatique ». Le 9 avril 1890. une discussion s'éleva à la Société de chirurgie à propos d'un rapport de Richelot sur l'orchidopexie. Lucas-Championnière, Monod, Reclus, Gérard-Marchand et Routier prirent tour à tour la parole, et insistèrent sur la nécessité de l'intervention chez l'adulte lorsque la hernie coexiste avec l'ectopie.

Le 13 avril 1893, Jalaguier fait une communication sur le résultat de 15 opérations d'ectopie inguinale, dont deux étaient doubles.

Parmi les travaux les plus récents, nous signalerons, en France : les thèses de Besançon, 1892 ; celle de Bernis, 1895 :

plusieurs pages fort intéressantes dans l'ouvrage de MM. les professeurs Forgue et Reclus, 1892 ; la thèse de Le Joly Senoville, sur les résultats et perfectionnements du traitement chirurgical de l'ectopie du testicule ; l'important rapport de Berger à la Société de chirurgie, 4 janvier 1893 ; l'article Testicule des maladies chirurgicales congénitales de Kirmisson ; la communication de M. Tédenat au Congrès de chirurgie, 1896 ; les articles de Tuffier dans la *Gazette des Hôpitaux* ; de Sébilleau, dans le *Traité de chirurgie* de Le Dentu et Delbet ; les communications à la Société de chirurgie de Jalaguier, 1890 et 1893 ; de Gérard Marchand et Félizet, 1891 ; les leçons cliniques de Duplay à l'Hôtel-Dieu, sur l'ectopie inguinale, 1900 ; celle de Lucas-Championnière, publiée dans le *Journal de médecine et de chirurgie*, 1900 ; les thèses de Mazeyrie et de Fotiadès sur le traitement de l'ectopie inguinale du testicule, 1900 et 1901 ; les rapports à la Société de chirurgie de Kirmisson, 1901 ; de Lucas-Championnière, séance du 9 juillet 1902, où prirent part à la discussion P. Delbet, Quenu, Félizet, Moty et Delorme ; de Mignon, 1902, sur les résistances apportées par le pédicule vasculaire (présentation d'un malade chez lequel on avait sacrifié tous les vaisseaux pour abaisser le testicule). Les travaux de Coudray à la Société de pédiatrie, 1901, et dans la *Revue d'orthopédie*, 1902 ; d'Arrou, chirurgie de l'appareil génital ; ceux de Villemin, Broca, Guelliot, Société de pédiatrie, 1900 et 1903.

Enfin, deux leçons inédites de notre maître M. le professeur Forgue, faites dans sa clinique chirurgicale de l'hôpital Saint-Eloi-Suburbain, janvier 1905.

En Allemagne, l'intéressant travail de Ziébert à la clinique chirurgicale de Heidelberg, 1898 : « Ueber Kryptorchismus und seine behandlung beitråg. zur Klinisch chirurg. » Tubingen, 1898, tome 21 » ; les articles de Bayer : « Zur operation des Kriptorchismus. Centralblatt. f. Kindern. Leipzig. 1896 » ;

de Nicoladini : « *Wien-Medical presse*, 1895, n° 17 » ; de Finotti « Zur pathologie und Therapie des Lestenhodens, *Arch. für Klinishe chirurg.*, 1898, t. XL, p. 1 ».

En Angleterre et en Amérique : le travail de Bidwel, *Lancet*, 1893 ; la communication du docteur Walker à l'Académie de médecine de New-York : *Medical-Record*, New-York, 1895 ; la *Revue générale de Madden : Ectopie inguinale du testicule* ; *Journal Américain, Medical-Association*, 1865.

L'étude approfondie de tous ces auteurs, nous montre combien est peu aisée, même entre les mains les mieux exercées, la descente du testicule par la méthode sanglante, combien nombreuses sont les difficultés, parfois insurmontables, auxquelles on peut se heurter, difficultés qui tiennent aux conditions anatomiques du testicule ectopique, conditions éminemment variables suivant les cas. Une analyse complète et détaillée de leurs observations nous permet de grouper ces diverses résistances opératoires et de les ramener aux trois chefs suivants qui vont faire l'objet de trois chapitres :

1° Résistances dues au cordon (canal déférent).

2° Résistances dues au pédicule vasculaire.

3° Résistances dues à la séreuse péritonéo-vaginale.

CHAPITRE II

RÉSISTANCES DUES AU CANAL DÉFÉRENT

1° *Brièveté du canal déférent.* — S'il est des cas, comme le démontrent certaines de nos observations, où l'épididyme et le canal déférent ont continué leur marche vers le scrotum alors que le testicule se trouvait retenu dans le trajet inguinal, offrant la disposition si bien décrite et représentée par Monod et Terrillon dans leur ouvrage des maladies du testicule, il en est aussi où le canal déférent a subi un arrêt de développement ou contracté de telles adhérences qu'il est la cause du retard, de l'impossibilité même de la descente du testicule. La brièveté congénitale du canal déférent, quoique excessivement rare, existe et peut se présenter au chirurgien. Hubard, dans le *Journal American-Med.*, 1869, en cite quelques exemples et rapporte que dans un cas la castration fut nécessaire, car toutes les tentatives d'abaissement échouèrent devant un canal déférent atrophié et extrêmement diminué de longueur.

John Wood raconte dans un article du *British-Medical Journal*, 20 juin 1885, que dans trois cas, malgré la dissection minutieuse des adhérences qui le fixaient au trajet inguinal, le cordon fut trouvé trop court et le canal déférent, trop tendu, ne permettait pas la fixation du testicule dans le scrotum. Wood détacha alors l'épididyme au niveau de la queue, globus minor, et renversant l'organe sens dessus dessous, parvint à gagner les quelques centimètres nécessaires à cette fixation.

Pierre Delbet, à la Société de chirurgie, séance du 2 juillet

1902, s'exprime en ces termes : « Dans certains cas que j'ai opérés, le canal déférent était trop court. J'ai déroulé en le disséquant les flexuosités de la partie inférieure pour l'allonger ; j'ai été plus loin encore, j'ai détaché la queue de l'épidyme du testicule en ne conservant que les adhérences qui se font au sommet de la tête, les seules où passent les vaisseaux spermatiques, et j'ai obtenu ainsi un allongement supplémentaire de quelques centimètres ».

Broca, Le Dentu, Lucas-Championnière, Jalaguier, ont aussi constaté cette brièveté du canal déférent, témoin les observations suivantes :

OBSERVATION PREMIÈRE

Dr Broca. — Tirée de la Revue des maladies de l'enfance

(Résumée)

R. E..., âgé de 3 ans, porteur d'une hernie gauche avec ectopie inguinale du testicule. Opération le 12 janvier 1891. — Incision de 5 centimètres prolongée en haut vers le canal inguinal. Celui-ci est ouvert et l'on tombe sur le canal vaginopéritonéal et sur le testicule qui semble normal. Le canal péritonéal ouvert en haut ne contient pas d'intestin ; il est peu à peu séparé avec les doigts du cordon spermatique. Le canal déférent assez grêle n'est pas aisé à distinguer, je le dissèque minutieusement, mais après la rupture de toutes les adhérences, il est tellement court que le testicule ne peut être amené qu'à l'entrée du scrotum.

OBSERVATION II

Le Dentu. — Tirée de la thèse de Bezançon
(Résumée)

Le nommé C. G..., âgé de 18 ans, atteint d'ectopie inguinale et hydrocèle droites.

Opération le 11 mars 1891. Longue incision allant jusqu'à la partie inférieure de la bourse droite. Dissection de la tunique vaginale jusqu'à l'anneau interne et au-delà. La vaginale étant ouverte, on voit que le testicule est maintenu à l'anneau par des brides solides, larges de 2 centimètres environ, formées par des plicatures de la séreuse et présentant l'aspect de stigmates d'une hernie ancienne. Une fois ces brides, cause évidente de l'ectopie, sectionnées du côté du sac, ainsi que quelques brides extra-vaginales insérées sur l'épididyme, non sur le testicule, celui-ci est un peu abaissé, mais bientôt la brièveté du canal déférent le retient et on ne peut le fixer qu'au-dessous de l'anneau externe.

OBSERVATION III

Dʳ Lucas-Championnière. — Tirée du traité : Cure radicale des hernies, 1892
(Résumée)

Homme de 23 ans, entre à l'hôpital Saint-Louis en mars 1891. Double ectopie inguinale avec entéro-épiplocèles adhérentes. Cure radicale et abaissement des testicules.

Opération du côté gauche le 24 avril. Rien de particulier.

2 juin, côté droit. La peau est incisée. Le sac ouvert, on trouve la cavité herniaire occupée par une masse épiploïque adhérente. Le testicule est très haut dans le canal inguinal,

fixé avec une solidité qui devait défier tout déplacement. L'épiploon est réséqué et pédiculisé, le testicule est abaissé avec la vaginale ; cette partie de l'opération est extrêmement laborieuse ; les attaches du testicule sont en quelque sorte réduites à un canal déférent court ; l'abaissement absolu est impossible. Le testicule reste à la hauteur de la racine de la verge.

Observation IV

Dr Jalaguier. — Résumée de la thèse de Bezançon
Hernie inguinale gauche avec ectopie : cure radicale et castration

C..., 13 ans, entre le 18 août 1891 dans le service du docteur Jalaguier, salle Denonvilliers. Opération, 1ᵉʳ septembre 1891. À l'ouverture du sac, l'épiploon apparaît ; il est réduit sans difficulté. L'orifice herniaire admet facilement l'index. Le testicule est très petit, caché dans la paroi postérieure du sac péritonéal. L'épididyme rudimentaire se continue par un canal déférent extrêmement court et ténu. L'isolement de ce dernier d'avec le feuillet séreux est très difficile. Après ligature du péritoine et destruction minutieuse de toutes les brides fibreuses peu nombreuses du reste, et peu résistantes, il n'est pas possible, vu la brièveté du canal déférent, d'attirer le testicule plus bas que la racine de la verge. Considérant l'état d'atrophie du testicule et de l'épididyme, je me décidai à faire la castration.

2° Adhérences du canal déférent et du cordon aux parties voisines. — Chez certains sujets, si le testicule ne descend pas ce n'est point parce que le canal déférent est insuffisant comme longueur, ou parce qu'on n'a pas assez tiré la glande en bas, mais bien parce que le testicule est trop fixé en haut, et on peut exercer des tractions aussi énergiques que l'on voudra, sans autre résultat que de le voir remonter sous l'influence des trousseaux fibreux qui le retenaient.

Cloquet, si nous en croyons Curling, avait déjà vu ces adhérences ; il trouva chez un vieillard la partie gauche du scrotum vide et le testicule situé à l'orifice interne du canal inguinal. La tête de l'épididyme et le canal déférent étaient fixés à l'S iliaque par une longue et forte lame fibreuse blanchâtre.

A l'autopsie d'un enfant mort peu de jours après sa naissance, Wrisberg trouva le testicule près de l'anneau, suspendu par trois ligaments ténus qui allaient de l'épiploon à la portion funiculaire du canal déférent.

Lucas-Championnière, le 25 octobre 1887, dans une opération pour ectopie inguinale chez un enfant, constata le long du repli séreux, à l'union du canal déférent et des vaisseaux du cordon, un trousseau fibreux si résistant qu'il fut longtemps convaincu qu'il ne réussirait pas à abaisser le testicule. Cependant, par des sections circulaires successives, qui ne laissèrent guère que le canal déférent, l'artère et les veines spermatiques, suspendant la glande, il réussit à amener le testicule avec son repli épididymaire dans la cavité creusée au préalable dans le scrotum.

Dans la plupart de ses observations, Jalaguier signale ces adhérences fibreuses. Chez un enfant de 13 ans, en particulier, il constata de nombreuses et solides brides fixant le canal déférent et le cordon à la paroi postérieure du trajet inguinal. Elles lui parurent être une dépendance du fascia transversalis. Après les avoir déchirées et dissocié le canal déférent et les vaisseaux, il put abaisser le testicule.

Observation V

(Résumée)

Due à l'obligeance de notre ami le Dr Martin, ancien chef de clinique du professeur Tédenat. — Testicule retenu à l'anneau. Hydrocèle en bissac. Extirpation du sac et fixation du testicule au fond des bourses.

Opération le 6 juin 1900. Après asepsie soignée et anesthésie à l'éther, M. Tédenat fait une incision oblique en bas et en dedans sur le milieu de la tumeur, dépassant l'arcade crurale en bas de 3 centimètres, en haut de 8. Les deux lèvres de l'aponévrose du grand oblique sont retenues en inversion par des pinces de Kocher. Les plans musculaires sous-jacents constitués par des fibres rouges, éparpillées, sont décollés à la sonde cannelée. On arrive sur la poche kystique, elle est fendue et laisse écouler 500 grammes de liquide. Le testicule est reconnu, fixé par quelques adhérences, mais il paraît surtout retenu par un tractus fibreux, qui, du haut du pilier externe, se mélange au cordon, portion supra-testiculaire, et va jusqu'à l'orifice interne. Testicule et cordon sont libérés de ce trousseau fibreux. Le cordon assez long, permet de descendre le testicule au fond du scrotum, où il est fixé par deux points de suture au catgut.

Observation VI

(Inédite)

Service de M. le professeur Tédenat
(Due à l'obligeance de mon camarade Godlewski, interne des hôpitaux)

Pierre G..., 17 ans, garçon pâtissier à Beaucaire, entre le 19 janvier 1905 dans le service de M. le professeur Tédenat pour ectopie bilatérale.

Le malade, qui ne présente rien d'intéressant au point de vue de ses antécédents héréditaires et personnels, était seul à connaître son anomalie jusqu'au mois de juin 1904, où il attira l'attention de ses parents, à la suite de douleurs violentes à la région inguinale.

Examen du malade, 20 janvier 1905. A l'inspection, l'on aperçoit les deux testicules soulever la peau à la partie moyenne des deux canaux inguinaux. La tumeur du côté gauche paraît plus développée. On est frappé surtout par l'absence du scrotum, qui n'est représenté que par un petit triangle de peau ridée et rétracté. La palpation montre les testicules fixés, peu douloureux.

Opération le 25 janvier 1905. Côté gauche. Incision comme pour une hernie ; section de la peau, des fibres de l'oblique. On aperçoit un crémaster luisant, puissant, court, qu'il faut sectionner. On tombe sur la vaginale que l'on ouvre à 5 ou 6 centimètres de l'anneau inguinal interne. Après une dissection rendue laborieuse par des adhérences aux parois du trajet inguinal, on dissocie le sac herniaire des éléments du cordon et on pose une ligature sur le sac. On éprouve assez de difficultés à détruire les adhérences qui unissent le cordon au canal vagino-péritonéal, et ce n'est qu'après leur section que le testicule peut être abaissé et fixé dans le scrotum rudimentaire, auquel on a fait subir une dilatation forcée.

Fermeture du canal inguinal et suture des divers plans. Suites normales.

Le côté droit n'a pas encore été opéré.

Ce sont parfois des faisceaux rouges appelés improprement crémaster, d'après Sébilleau, qui, unissant le bord inférieur du petit oblique et du transverse au cordon, retiennent la glande séminale en position ectopique.

Testicule et cordon, en effet, se trouvent enveloppés par une tunique fibreuse commune sur laquelle se voient les faisceaux du crémaster externe ; dans certains cas, ces faisceaux prennent un développement anormal et contribuent puissamment à fixer le testicule ectopique. Dans un cas, le professeur Berger ne put amener dans le scrotum un testicule en ectopie inguinale qu'après avoir sectionné les fibres crémastériennes qui s'inséraient les unes à l'arcade de Fallope, les autres aux parois du canal inguinal. Chez trois opérés, M. Tédenat trouva que le muscle formait des faisceaux épais et raccourcis ; dès qu'ils furent sectionnés, le testicule descendit aisément dans sa vaginale, exactement close. Le crémaster constituait donc le seul obstacle à sa descente.

CHAPITRE II

RÉSISTANCES DUES AU PÉDICULE VASCULAIRE

Il ne faudrait pas cependant que le chirurgien fût pénétré de cette idée qu'il obtiendra toujours la descente du testicule dans les bourses par la libération des multiples connexions musculeuses qui relient le canal déférent et le cordon à leurs enveloppes et aux parois du trajet inguinal. Dans certaines ectopies, en effet, l'échec dans l'abaissement ne vient pas du canal déférent mais bien des vaisseaux qui forment la corde d'arrêt du testicule et constituent une tige rigide et inextensible, retenant la glande dans sa position vicieuse. Malgré l'isolement le plus complet du cordon, l'allongement obtenu est peu marqué tant que le pédicule vasculaire subsiste. Quelques opérateurs, pour parer à cette brièveté du pédicule nourricier, ont recommandé la section partielle des vaisseaux. Lucas-Championnière, en 1887, dut trancher tout ce qui n'était ni le canal déférent ni l'artère spermatique « pour arriver à attirer dans le scrotum un testicule ectopique ».

Bidwel déclare, en 1893, que l'on peut couper sans inconvénient l'artère spermatique, les nerfs et les veines sans dommage pour le testicule, à condition de respecter l'artère déférentielle.

Championnière présenta, le 4 juillet 1900, à la Société de chirurgie, un opéré auquel il avait sectionné les vaisseaux du cordon spermatique, sauf l'artère déférentielle, pour obtenir la réduction totale d'un testicule droit arrêté à l'orifice supérieur du canal inguinal.

OBSERVATION VII

(Résumée)

Professeur Berger. — Société de chirurgie, 1893

Il s'agit d'un malade atteint de hernie scrotale congénitale avec ectopie inguinale du testicule.

Au cours de l'opération, dit le professeur Berger, je trouvai la disposition suivante : le testicule était arrêté au niveau de l'orifice profond du canal inguinal, l'épididyme ne se rattachait au testicule que par sa tête, se continuait avec le canal déférent qui descendait jusqu'au fond des bourses pour remonter vers l'anneau inguinal et suivre à partir de ce point son trajet normal, disposition déjà signalée par Monod et Terrillon et par moi-même. L'obstacle ne venait pas du canal déférent, mais il était bien dû à la brièveté des vaisseaux sanguins. Je recourus à la castration, le testicule étant atrophié.

OBSERVATION VIII

Dr Mignon. — Société de Chirurgie, 1902

T..., 22 ans, soldat infirmier au Val-de-Grâce, entre à l'hôpital le 5 janvier 1901.

Les bourses sont symétriques ; le côté droit du scrotum est atrophié et descend à trois travers de doigt moins bas que le gauche. Le raphé est oblique en bas et à droite. Dans le décubitus dorsal, la bourse droite est vide, mais dans la position verticale et la toux, elle présente un soulèvement oblique en bas et en dedans qui ne laisse aucun doute sur l'existence d'une hernie inguinale. Le sac atteint presque le fond des bourses. Il se remplit d'épiploon. Le testicule droit est arrêté au tiers supérieur du canal inguinal.

Le 9 janvier 1901, je procède successivement à l'excision du sac herniaire, à la réduction de l'ectopie testiculaire inguinale droite et à la résection de l'hémi-scrotum, car il y a à gauche un gros varicocèle.

Du côté droit : après l'incision au lieu d'élection de la paroi abdominale et l'ouverture du canal inguinal, le sac herniaire se présente tout d'abord ; son ouverture laisse voir par transparence le testicule à la partie supérieure de sa face postérieure. Son fond descend à 4 travers de doigt au-dessus de la glande et son collet, très étroit, n'est pas plus large que le petit doigt. Je libère le feuillet séreux du sac et le lie au-dessus du collet. Passant au testicule, je dégage la glande et le cordon spermatique du pourtour du canal inguinal et je constate que le canal déférent forme au-dessous du testicule une anse d'un bon centimètre. Malgré la section de toutes les enveloppes celluleuses du cordon et les tractions exercées sur le testicule, je ne puis faire descendre l'organe au-dessous du pubis. Il est retenu en place par le pédicule vasculaire qui se rend à son pôle supérieur et qui se tend quand j'abaisse la glande. Je me décide à couper tranversalement tous les vaisseaux situés en avant du canal déférent et qui s'opposent à la descente du testicule, et ce n'est qu'après l'isolement complet du déférent que je puis dérouler son anse sous-testiculaire et amener la glande au fond de la bourse. Le testicule se trouve inversé, je le fixe au fond du scrotum, suture le canal inguinal et reconstitue la paroi abdominale. J'ai revu le malade un an et demi après, le résultat était excellent. Le testicule n'était pas atrophié et les fonctions génitales de l'individu actives.

Routier rapporte un cas d'impossibilité de descente du testicule retenu par le cordon vasculaire. En 1898, dit-il, j'ai eu à traiter un cryptorchide double âgé de 21 ans amené dans mon service pour des troubles péritonéaux qui avaient pour point de départ ses testicules en ectopie dans la partie supérieure du canal inguinal. Malgré sa cryptorchidie double, ce jeune homme nous confia qu'il avait une maîtresse, et qu'au point de vue génital, il ne laissait rien à désirer et voulait à tout prix conserver ses testicules. Je l'opérai le 11 octobre 1898. Ni à droite ni à gauche, il ne me fut possible de faire descendre les testicules au-dessous de l'épine du pubis, le pédicule vasculaire détaché de toutes ses adhérences étant trop court, je les plaçai dans l'abdomen.

Observation IX

Autefage et Aubertin. — Société anatomique, 1903
(Résumée)

Opération le 7 août 1903. On trouve un sac herniaire vide d'anse intestinale et descendant jusqu'au fond de la bourse droite. La canal déférent et l'épididyme avaient accompli leur migration jusqu'à la moitié du scrotum. Le testicule était appendu à un cordon très court. Malgré la section de toutes les brides fibreuses qui rattachaient ce dernier au sac, nous ne pouvons l'amener plus bas que l'orifice externe du canal inguinal. Par conséquent, l'orchidopexie est impossible. Aussi comme le malade ne soupçonnait nullement l'existence de son testicule dans le canal inguinal, nous n'hésitons pas à l'enlever.

Nous pourrions rapprocher de ces observations celles de Guinard, Société de chirurgie, 1903, celle de Courtis, publiée dans le *Bulletin de médecine et de chirurgie de Bordeaux,*

1897, mais dans ces cas, l'échec était dû non pas à la brièveté seule des vaisseaux, mais bien à la brièveté de tous les éléments de ce cordon, y compris le canal déférent.

Ziebert opéra en 1898, à la clinique de Heidelberg, un malade de 17 ans atteint d'ectopie inguinale droite. Il dut fixer le testicule au-dessous du canal inguinal à cause de la brièveté des vaisseaux.

Bayer rapporte dans le *Centralblatt für kindern*, Leipzig, 1896, un cas où la brièveté du cordon et surtout du pédicule vasculaire ne lui permirent pas d'attirer le testicule plus bas que la symphyse. Il fixa alors le cordon au périoste du pubis.

Walton, dans un cas d'étranglement, trouva les vaisseaux tellement courts que malgré une dissection minutieuse, il se vit obligé de pratiquer la castration.

Madden, chez un de ses malades, atteint d'ectopie inguinale, trouva les vaisseaux et le cordon tellement courts qu'il ne put attirer la glande en dehors du canal. Il pratiqua la castration. D'accord avec Watson Cheyne, nous dirons que dans l'ectopie inguinale du testicule, les tissus vraiment courts sont souvent les vaisseaux sanguins.

CHAPITRE III

RÉSISTANCES DUES AU CANAL VAGINO-PÉRITONÉAL

L'analyse d'un grand nombre d'observations puisées dans différents auteurs nous permet d'émettre cette opinion que la non-réussite dans le traitement de l'ectopie testiculaire inguinale, n'est pas toujours causée par le canal déférent et le pédicule vasculaire. Lucas-Championnière, Jalaguier, Berger, Broca, qui ont fait le plus d'interventions pour ectopie incriminent rarement ces éléments. Dans la majorité des cas, le canal déférent est flexueux et exubérant ; les vaisseaux auraient une élasticité suffisante pour gagner deux ou trois centimètres nécessaires à la fixation de la glande, et cependant il est impossible de faire descendre le testicule. Cherchant la raison de ces insuccès et éclairé dans nos recherches par les observations de notre maître M. le professeur Forgue, il nous semble qu'elle réside le plus souvent dans le canal vagino-péritonéal. Comment se présente ce canal ou plutôt comment se comporte la tunique vaginale vis-à-vis du péritoine. Plusieurs cas doivent être envisagés :

1° Elle peut rester en communication avec le péritoine, comme cela s'observe à l'état normal dans toutes les espèces animales, et alors on voit s'étendre de l'orifice interne de l'anneau inguinal jusqu'au-dessous du testicule, jusqu'au scrotum quelquefois, un long canal vagino-péritonéal ouvert.

2° Elle peut subir une oblitération partielle, une sorte de rétrécissement annulaire qui ne laisse persister qu'un orifice entre la vaginale et le péritoine.

3° Elle peut subir une oblitération complète juste au-dessus du testicule, ou bien une oblitération complète au-delà du pôle supérieur du testicule jusqu'à l'anneau inguinal profond. En un mot, le conduit est ouvert ou fermé.

Ainsi que nous le mettons en relief dans les observations suivantes, le conduit vagino-péritonéal perméable, s'accolant aux bords du canal déférent et des éléments vasculaires du cordon, les plisse et forme un véritable volant plissé, qui empêche le testicule de s'abaisser.

Lorsque le testicule ectopique est entouré d'une séreuse vaginale parfaitement close et séparée du péritoine par un cloisonnement, il existe en même temps une non-oblitération des parties les plus élevées du conduit vagino-péritonéal, sous la forme d'un *infundibulum* péritonéal, pénétrant par l'anneau inguinal profond et se rattachant à la vaginale du testicule par une adhérence fibreuse très étroite constituée par la partie oblitérée du canal vagino-péritonéal. On s'en convainc aisément en exerçant une traction sur la séreuse qui entoure le testicule, après avoir ouvert largement le canal inguinal ; le péritoine cédant à cette traction s'engage de plus en plus bas dans le trajet et se continue directement avec les parois de la vaginale par le sommet de la pointe qu'il forme en pénétrant dans le trajet. Le conduit vagino-péritonéal forme ainsi une corde inextensible qui fixe la vaginale testiculaire au péritoine, corde qui contracte des adhérences avec les éléments du cordon et que l'on doit couper pour descendre le testicule.

Service de M. le professeur Forgue

Observation X

(Personnelle)

Hernie inguinale congénitale avec ectopie testiculaire gauche

B... Antonin, 18 ans, cultivateur à Corneilla-de-la-Rivière, entre le 2 janvier 1905 à l'hôpital Suburbain, salle Delpech, n° 21, service de M. le professeur Forgue.

Antécédents personnels. — Rien à signaler, si ce n'est qu'à l'âge de 6 ans, il a éprouvé de vives douleurs dans la région inguinale gauche, douleurs qui ont persisté pendant quelques jours et nécessité l'intervention d'un médecin, qui s'est borné à prescrire des anesthésiants.

Antécédents héréditaires. — Père hernieux.

Examen du malade (dû au docteur Riche, chef de clinique). — Le scrotum présente à gauche une atrophie sensible. On s'aperçoit aisément qu'il n'est habité que par un testicule situé du côté droit. La région inguinale est occupée par une tumeur ovoïde, mesurant à peu près 5 travers de doigt dans sa grande dimension, 3 travers de doigt dans son petit diamètre, et allongée parallèlement au pli de l'aine dont elle occupe toute la moitié interne. A la palpation, elle donne une sensation dépressible, et quand on la pince suivant son petit diamètre, entre le pouce et l'index, on constate, en pressant avec les doigts de la main gauche, sur le grand diamètre, la présence d'un testicule déjà très diminué de volume eu égard à l'âge du sujet, à peu près fixé au niveau de l'orifice inguinal, surtout dans le sens inférieur où il est difficile de le mobiliser, tandis qu'en l'accrochant et en le refoulant de bas en haut et de dedans en dehors, on arrive à le déplacer de 3 ou 4 centimètres au-dessus de l'orifice externe. Il est facile de constater que cette tumeur n'est que partiellement composée par le testicule. Au-dessous de lui, se trouve une hernie dont le sac paraît descendre jusqu'à moitié du scrotum, se distend sous l'influence de la toux et surtout de la station debout. Entre la tumeur et le scrotum, on sent rouler sous les doigts un cordon flexueux et mobile, présentant des nodosités, qui n'est autre chose que l'épididyme et le canal déférent. M. le professeur Forgue pose le diagnostic : ectopie inguinale gauche avec hernie congénitale.

Le malade est opéré le 2 février 1905. Voici ce que nous avons remarqué au cours de l'intervention : après incision de la peau et du tissu cellulaire sous-cutané, on arrive sur un sac qui descend jusqu'à la moitié du scrotum ; on ouvre ce sac, qui est constitué par le canal vagino-péritonéal resté perméable, et l'on aperçoit aussitôt le testicule, brillant, gros comme un flageolet, appendu à un pédicule épais et rigide. L'épididyme normal, rattaché au testicule par une membrane large de 3 centimètres environ, se continue par un canal déférent qui descend jusqu'au fond de la poche formée par la séreuse péritonéo-vaginale, remonte vers l'anneau inguinal externe pour aller s'accoler aux autres éléments du cordon.

M. le professeur Forgue dissèque très minutieusemnt toutes les brides qui fixent la vaginale aux parois du canal inguinal, refoule l'intestin dans la cavité abdominale et s'occupe de l'isolement et de la résection du conduit péritonéo-vaginal : pour cela, après avoir placé des pinces pour étaler cette séreuse, il la coupe transversalement et la sépare aussi complètement que possible du tissu cellulaire environnant et des éléments du cordon ; pendant ce temps, on exerce des tractions sur le testicule, de façon à permettre de poursuivre cette dissection assez haut du côté de l'abdomen. Après la fermeture du pédicule herniaire, il dissèque de haut en bas la vaginale pour dénuder le cordon sur tout son parcours. Cette dissociation est très délicate et exige beaucoup de précautions et de patience. La séreuse adhérente aux éléments du cordon présente une disposition semblable à ce que les couturières appellent « un volant plissé ». M. Forgue fait observer que si le testicule ne peut pas descendre en ce moment, c'est bien parce que la séreuse vaginale, plissant les éléments vasculaires du cordon, ne leur permet pas de s'allonger. Il incise délicatement à petits coups de bistouri, les liens qui rattachent le cordon à la tunique péritonéo-vaginale et l'on voit aussitôt le cordon spermatique redresser ses flexuosités et recouvrer sa longueur normale. Cette dissociation, extrêmement difficile, car on risque de blesser les vaisseaux, est très longue, car tout le cordon est adhérent.

On prépare alors une loge dans le scrotum, qui est atrophié, et on y fixe le testicule, entouré de sa vaginale, par un point de catgut.

Suture, comme pour les hernies, du canal inguinal, reconstitution de la paroi et pansement. Suites opératoires normales.

A l'heure actuelle, un mois après l'opération, on sent le testicule au fond du scrotum rudimentaire ; il paraît avoir augmenté un peu de volume. Il est mobile et nullement douloureux.

Service de M. le professeur Forgue

OBSERVATION XI
(Personnelle)

D..., âgé de 15 ans et demi, entre dans le service de M. le professeur Forgue, à l'hôpital Suburbain, salle Delpech, n° 17. Il est atteint d'ectopie inguinale droite avec pointe de hernie.

Antécédents héréditaires. — Le grand-père a deux hernies. Le père est malingre et présente un aspect féminin. Mère robuste.

Antécédents personnels. — Coqueluche et broncho-pneumonie dans le jeune âge.

A l'examen du malade, on sent à droite, au niveau de l'orifice externe du trajet inguinal une petite tumeur peu mobile, se laissant déplacer de 1 centimètre environ de bas en haut, tumeur qui paraît être le testicule. En faisant tousser le malade on s'aperçoit, après avoir introduit le doigt dans le trajet inguinal qu'il y a aussi une pointe de hernie. Le scrotum du côté droit n'est pas aussi développé que de l'autre côté ; il est un peu rétracté.

Le 20 octobre 1904, M. le professeur Forgue pratique la mobilisation sanglante du testicule. Après incision de la peau et du tissu cellulaire sous-cutané, ouverture du canal vagino-péritonéal qui contient un peu de liquide séreux ; l'orifice qui s'ouvre sur le péritoine est de la largeur d'un porte-plume. A un centimètre au-dessus du testicule, M. Forgue sépare la séreuse d'avec les éléments du cordon et continue le plus haut possible cet isolement. Ligature du pédicule et excision du sac. La séreuse péritonéo-vaginale adhère aux bords du canal déférent et des vaisseaux spermatiques et diminue leur longueur en les plissant. Le cordon est dissocié sur tout son parcours avec beaucoup de difficulté. Cette dissociation achevée, le testicule est abaissé jusqu'au fond du scrotum qui est un peu ratatiné et fixé par un catgut. Le canal inguinal est fermé et la paroi suturée. Pansement.

Suites opératoires normales. Réunion par première intention.

Au départ du malade de l'hôpital, le 32ᵉ jour, le testicule n'était pas remonté. Il ne paraissait pas avoir augmenté de volume, mais ne provoquait aucune douleur. Le malade était très satisfait de l'opération.

Service de M. le professeur Forgue

OBSERVATION XII

Due à l'obligeance de mon camarade Massabiau, interne des hôpitaux

A. P..., 14 ans, habitant Montpellier, entre à la salle Delpech, n° 34, dans le service de M. Forgue, porteur d'une ectopie inguinale gauche avec hernie.

L'enfant paraît d'un développement normal. Le testicule droit est dans les bourses. A gauche, le scrotum est moins développé, l'anneau inguinal est largement ouvert, on y peut mettre le doigt. On sent au tiers inférieur du trajet inguinal une tumeur petite comme une noisette, adhérente, peu mobile. Le contenu de la hernie est facilement rentré dans la cavité abdominale.

Comme antécédents personnels ou héréditaires, le malade ne présente rien d'intéressant.

Opération le 17 décembre 1904. Incision parallèle à la direction de l'orifice externe du canal inguinal. Après section du tissu cellulaire sous-cutané, on tombe sur le testicule. De son extrémité inférieure part un repli séreux qui descend dans les bourses ; le canal déférent qui a poursuivi sa migration indépendante de celle du testicule, descend au fond du scrotum. Au-dessus du testicule se trouve le canal vagino-péritonéal recouvrant le cordon et formant le sac séreux de la hernie, qui ne descend pas complètement au contact du testicule.

Ce qui empêche le testicule de descendre, c'est le processus péritonéo-vaginal. On dissèque la séreuse, on la mobilise pour rendre le cordon libre. Pour atteindre ce but, on fait sur la séreuse péritonéo-vaginale une incision transversale. Sur la lèvre supérieure de l'incision, on place deux pinces qu'un aide relève. On retrousse la séreuse de bas en haut à petits coups de ciseaux. On fait alors passer un fil en faufilage et par une suture en bourse, on ferme le pédicule herniaire. Cela fait, on prend la lèvre inférieure de l'incision et l'on dissèque la vaginale de haut en bas jusqu'à ce que le cordon soit parfaitement dénudé. On résèque le surplus de la séreuse de façon à ne garder que ce qui est nécessaire pour faire une couverture au testicule. Le cordon ainsi libéré du sac péritonéo-vaginal et des brides fibreuses qui le reliaient aux parties avoisinantes, s'allonge considérablement, mais ne peut pas descendre jusqu'au fond du scrotum. On le fixe par un catgut bien au-dessous de la racine des bourses.

Suture du canal inguinal et de la paroi.

Au 16° jour, quand on enlève les fils, le testicule n'a pas quitté la place où il avait été fixé le jour de l'intervention. Réunion par première intention.

Observation XIII

Dr Richelot (Union Médicale, 22 avril 1888, p. 634)

Hernie inguinale gauche congénitale. — Ectopie testiculaire

W..., âgé de 16 ans, a depuis l'enfance une hernie de volume moyen, réductible ; il n'a pu garder de bandage, celui-ci comprimant le testicule situé dans le canal inguinal. La glande a le volume d'une grosse noisette et est de consistance molle. Je me décide à faire la cure radicale. Faut-il faire en même temps la castration ? Le manuel opératoire en serait fort simplifié, car nous n'aurions pas à disséquer les éléments du cordon. Et pourquoi ménager un testicule atrophié et stérile ? Je suis convaincu cependant qu'il est possible de séparer le canal séreux des éléments du cordon et, par suite, de conserver la glande. Celle-ci, même inutile, a une valeur morale, surtout chez un jeune homme. En outre, il n'est pas impossible que le testicule d'un garçon de 16 ans, placé dans une vaginale close et débarrassé de l'intestin, se développe ultérieurement, voire même se mobilise un peu et ne reste pas absolument fixé dans le trajet inguinal, mais ceci n'est qu'une hypothèse.

Opération, 28 août 1886. La vaginale et le conduit séreux ne font qu'un. Le cordon fait saillie à l'extérieur de la séreuse, le testicule est au niveau de l'orifice externe. Je commence à disséquer la partie supérieure de la vaginale et à la séparer péniblement des éléments du cordon. J'arrive, avec beaucoup de peine, à isoler complètement le canal déférent et les vaisseaux. Par un point de catgut, la vaginale est reconstituée autour du testicule. Je me dispose ensuite à séparer du cordon le bout supérieur du canal séreux pour fermer le péritoine. Mais il est très incommode d'opérer ainsi dans la profondeur du trajet, le canal séreux se détache par lambeaux, si bien que je renonce à oblitérer le péritoine. L'orifice déchiré de la séreuse abdominale s'ouvrant ainsi librement doit naturellement s'adosser et s'oblitérer de lui-même. Le testicule est un peu descendu et vient s'appliquer à l'orifice externe.

Drainage. Pansement le 4 septembre. Exeat le 12.

Nous avons vu le malade le 11 avril 1892, c'est-à-dire six ans après son opération. Son testicule a augmenté de volume, il est presque égal à l'autre ; la hernie a récidivé.

Observation XIV

Dr Richelot (Société de chirurgie. 7 avril 1890)

(Résumée)

X..., forgeron, 20 ans, entre dans le service de M. Richelot, à l'hôpital Tenon, le 13 février 1890. Il est atteint d'ectopie inguinale double.

Le malade avait, depuis plusieurs années de temps à autre, des douleurs vives dans les aines qui le forçaient à s'arrêter et qui, une fois assis, l'empêchaient même de remuer les jambes. Le malade est plutôt d'aspect un peu chétif, la voix est enrouée ; il a de la barbe et des poils au pubis ; il a depuis plusieurs années des rapports sexuels et des éjaculations qui semblent normales. Le testicule droit est au pli de l'aine et immobilisé dans le trajet inguinal ; il paraît de volume ordinaire. Le gauche, d'une taille au-dessous de la moyenne, est libre et flottant, se laisse attirer sans résistance au-dessous de l'anneau et remonte aussitôt vers la partie supérieure du trajet. A gauche, le scrotum est peu développé ; à droite, il est rudimentaire.

Opération le 25 février 1890. Commençant par le côté gauche, écrit Richelot, je découvre le testicule en incisant le conduit vagino-péritonéal ; puis, une incision transversale au-devant des éléments du cordon me permet d'isoler par décollement le bout supérieur du canal séreux. Je remarque alors que le canal est oblitéré à la partie supérieure du trajet inguinal, vers l'abdomen. Je supprime ce bout supérieur par une dissection complète et poursuis l'isolement de la vaginale sur toute la longueur du cordon. Celui-ci, isolé du conduit vagino-péritonéal et dégagé de toutes les adhérences qui l'unissaient aux parois, permet au testicule de descendre jusqu'au fond des bourses.

Du côté gauche, la dissociation du canal séreux et des éléments du cordon a été pénible, mais complète, et le testicule a pu être abaissé dans un scrotum rudimentaire.

De ces observations, nous déduisons aisément que, pour obtenir un résultat satisfaisant, l'isolement du cordon d'avec la séreuse péritonéo-vaginale doit remplir ces deux conditions : 1° être complet, absolu ; 2° s'étendre de l'orifice profond du canal inguinal jusque près du bord supérieur du testicule, porter par conséquent sur toute l'étendue du conduit.

Nous serons bref sur les connexions de la séreuse avec les parois du trajet inguinal ; ces adhérences sont en général très faciles à rompre et cèdent à la simple pression du doigt. Il y a des sujets cependant chez qui l'ectopie inguinale tient à ce que la séreuse est adhérente à la face antérieure de l'aponévrose du grand oblique ; elle est en ce lieu relevée fond en l'air, et pour la remettre en place, on doit effondrer la cloison qui ferme le scrotum. Jalaguier a signalé maintes fois cette cloison élastique, qui est une dépendance probable du ligament suspenseur des bourses, mais il lui a suffi de la sectionner pour abaisser aisément le testicule.

Nous terminons en disant que nous ne considérons pas avec Watson Cheyne, l'atrophie du scrotum comme la principale résistance dans l'abaissement du testicule ectopique. Ce développement incomplet des bourses, fréquent chez l'adulte, est rare chez l'enfant, et nous paraît être une conséquence de l'ectopie.

Le scrotum s'atrophie et se rétracte parce qu'il n'est pas habité. Du reste, il est exceptionnel de ne pouvoir y creuser une loge suffisante pour contenir la glande séminale.

CONCLUSIONS

1° L'étude de l'ectopie inguinale du testicule est intimément liée à l'histoire des hernies Depuis l'antisepsie, les nombreuses opérations de cure radicale amenant à faire des dissections complètes, de véritables autopsies su.· le vivant, ont permis d'acquérir des notions assez précises sur la situation et les rapports anatomiques du testicule ectopique. En traitant la hernie, on s'est fait un devoir de conserver et de remettre dans sa position normale le testicule ectopique malgré les multiples difficultés opératoires qui pouvaient surgir.

2° Une de ces nombreuses résistances rencontrées au cours de l'intervention est due au canal déférent. Ainsi que nous l'avons montré dans notre travail, divers opérateurs ont échoué dans leurs tentatives d'abaissement du testicule inguinal non pas tant parce que le canal déférent, frappé par un arrêt de développement, présentait une longueur insuffisante, mais parce qu'il était fixé seul ou avec les autres éléments du cordon par des brides solides à un point quelconque du trajet inguinal. Ce canal déférent est donc congénitalement trop court ou accidentellement trop court ; dans la première hypothèse, l'échec est certain ; dans la seconde, la rupture seule des adhérences peut lui rendre son étendue normale et permettre la fixation du testicule au scrotum.

3° Le pédicule vasculaire, lui aussi, peut former la corde d'arrêt du testicule dans le canal inguinal. L'observation de

Mignon, présentée à la Société de chirurgie, en est une démonstration indiscutable. Cette brièveté du pédicule vasculaire, rare, il est vrai, défie toute manœuvre d'abaissement absolu du testicule. Souvent, témoin les cas de Lucas-Championnière, Berger, Mignon, elle nécessite le sacrifice de tout le cordon à l'exception du canal déférent.

4° Le troisième obstacle est constitué par la séreuse vaginopéritonéale. De l'avis de M. le professeur Forgue, c'est le principal. Ce conduit péritonéo-vaginal peut être perméable ou oblitéré : perméable, il contracte des adhérences avec les éléments du cordon, et contribue à former un véritable volant plissé qui diminue considérablement la longueur de ce cordon ; oblitéré, le conduit vagino-péritonéal se réduit à un tractus fibreux adhérent au cordon, allant du péritoine à la vaginale testiculaire et forme une véritable corde de suspension du testicule. Le succès dans l'abaissement de la glande consistera dans l'isolement complet de la séreuse et du cordon.

BIBLIOGRAPHIE

ANNEQUIN. — Ectopie testiculaire double avec hernie inguinale gauche.

— Orchidopexie. Résultat satisfaisant à gauche, médiocre à droite. Dauphiné médical, Grenoble, 1896, XX, p. 7.

ARROU. — Chirurgie du testicule, 1901.

AUTEFAGE ET AUBERTIN. — Bulletin de la Société anatomique, 1903.

BARREAU. — Ectopie inguinale du testicule. Traitement. Thèse de Paris, 1884.

BAYER. — Zur Operation des Kryptorchismus. Centralblatt f. Kindern, Leipzig, 1896.

BERGER. — Bulletin de la Société de chirurgie, 4 janvier 1893.

— Du testicule ectropique étranglé. Indépendance médicale, 1896.

— Congrès de chirurgie, 14e session, 1901.

BERNIS. — Du traitement de l'ectopie testiculaire. Thèse de Paris, 1895.

BEZANÇON. — Etude sur l'ectopie testiculaire du jeune âge et son traitement. Thèse de Paris, 1892.

BIDWELL. — A modified operation por the relief of undescended testis. The Lancet, 1893, p. 1439.

BRAULT. — Deux observations d'ectopie testiculaire. Archives provinciales de chirurgie, 1895, t. IV.

BROCA. — Traitement chirurgical de l'ectopie testiculaire. Gazette hebdomadaire, Paris, 1892.

— Revue des maladies de l'enfance, novembre 1892.

— Sur l'orchidopexie. Société de pédiatrie, 1899, n°° 1 et 2.

BURGEAUD. — Cancer du testicule en ectopie inguinale. Thèse Paris, 1904.

Cooper (A.). — Œuvres chirurgicales. Traduction Chassaignac et Richelot, 1835.

Coudray. — Traitement de l'ectopie testiculaire. Société de pédiatrie, 1901.

— Sur quelques points du traitement de l'ectopie testiculaire. Revue d'orthopédie, 1902.

Curling. — Traité des maladies du testicule et du cordon. Traduction Gosselin, 1857.

Delasiaude. — Revue médicale, 1840, page 363.

Delbet (P.). — Société de chirurgie, 2 juillet 1902.

Demmler. — Bulletin de la Société de chirurgie, 15 mars 1893.

Dourlens. — Du retard dans la descente du testicule. Th. Paris, 1881.

Duchêne. — Traitement chirurgical de l'ectopie testiculaire. Thèse Paris, 1890.

Duplay et Reclus. — Traité de chirurgie.

Duplay. — Ectopie inguinale. Traitement. Presse médicale, 1899.

— Ectopie testiculaire inguinale. Clinique chirurgicale, 1900, 3e série.

Eccles. — The imperfectly descended testis ; its anatomy, physiology and pathology. London, 1903.

Felizet. — Bulletin de la Société de chirurgie, 8 juillet 1891.

— Bulletin de la Société de chirurgie, 8 mars 1893.

— Bulletin de la Sociét de chirurgie, 24 avril 1901.

Felizet et Branca. — Société de biologie, 1901.

Finotti. — Zur Pathologie und Therapie des Leistenhodens. Arch. für klinische Chirg., 1898.

Fotiades. — Ectopie testiculaire inguinale. Son traitement. Thèse Paris, 1901.

Forgue et Reclus. — Thérapeutique chirurgicale, 1892, t. II.

Forgue. — Pathologie externe, tome II, 1902.

Gauthier. — Du pseudo-étranglement dans l'ectopie inguinale. Th. Paris, 1856.

Gangitano (F.). — Del ectopia del testicolo e del suo trattamento con un nuovo processo operatorio. Il policlinico Italie, 1903, f. 6 et 7.

Godard. — Recherches sur les monorchides. Thèse Paris, 1856.

— Etudes sur la monorchidie et la cryptorchidie chez l'homme. Soc. de biologie, 1857.

Guelliot. — Ectopie inguinale. Revue de chirurgie, 10 août 1891.

Imbert. — Ectopie inguinale. Montpellier médical, 1900.

Jalaguier. — Bulletin de la Société de chirurgie, avril 1890.

— Bulletin de la Société de chirurgie, 1893.

Kirmisson. — Maladies chirurgicales congénitales, 1898.

— Ectopie test. ing. gauche avec hernie. Société de chirurgie, 1901.

Lecomte. — Des ectopies congénitales du testicule. Th. Paris, 1851.

Le Dentu. — Thèse d'agrégation. Paris, 1869.

Le Joly-Senoville. — Résultats et perfectionnements du trait. de l'ectopie test. Th. Paris, 1891.

Lucas Championnière. — Leçon clinique à l'Hôtel-Dieu sur l'ectopie ing. Journal de médecine et de chirurgie, 1900, t. 71.

— Hernie inguinale double avec ectopie. Bull. de l'Acad. de médecine, 1900, t. 43.

— Annales de chirurgie et d'orthopédie, 1900, t. XIII.

— Bulletin et mémoires de la Société de chirurgie, 9 juillet 1902.

Le Riche.— Test. inguinal. Annales provinciales de chirurgie, 1901.

Mareschal. — Anatomie pathologique du testicule en ectopie. Th. Paris, 1887.

Max Schuller. — Centralblatt f. Chirurgie et Annales of anatomie and surgery. Brooklyn, 1881.

Mazeyrie. — Traitement de l'ectopie inguinale droite mobile. Thèse Paris, 1900.

Mignon. — Ectopie testiculaire ing. droite. Bull. et mém. Société de chirurgie, 1900.

— Traitement de l'ectopie ing. du testicule par la section des vaisseaux du cordon spermatique. Bull. Société de chirurgie, 1902.

Milhet. — Trait. de l'ectopie inguinale. Journal des praticiens, 1900.

Monod et Arthaud. — Anatomie pathologique du test. ectopique. Archives de médecine, 1887.

Monod et Terrillon. — Maladies du testicule, 1889.

— De la castration dans l'ectopie ing. Archives de médecine, 1887.

Nicaise. — Revue de chirurgie, 1888.

Nicoladini. — Wien medical presse, 1895, n° 17.

Nove Josserand. — Ectopie test. ing. avec hernie étranglée. Lyon médical, 1900, t. XXXIII.

Paris. — Ectopie inguinale. Traitement. Th. Strasbourg, 1857.

Ramonède. — Etude sur le conduit vagino-péritonéal. Th. Paris, 1883.

Routier. — Bulletin et mémoires de la Société de chirurgie, 1898.

Richelot. — Union médicale, 22 avril 1888.
— Société de chirurgie, 7 avril 1890.

Ringeisen. — De l'ectopie testiculaire. Th. Strasbourg, 1868.

Sébilleau. — Ectopie inguinale du testicule. Gazette méd. des
— Hôpitaux, 1897, p. 34.
— Article testicule, du Traité de chirurgie de Le Dentu et Delbet.

Tédenat. — Orchidopexie. Revue de chirurgie, 1896.
— Ectopie inguinale du testicule. Clinique chirurg., Montpellier, 1900.

Tillaux. — Chirurgie clinique.

Tuffier. — Trait. chirurgical de l'ectopie test. Gazette des Hôpit., 1890.

Villemin. — Nouveau procédé de traitement de l'ectopie inguinale. Société de pédiatrie, 1900.

Wood. — Trois cas d'ectopie inguinale compliquant les hernies. The Lancet, 1er mai 1880.

Watson-Cheyne. — Manual of surgery, 1903, vol. VI, p. 443 à 449.

Ziebert. — Ueber Kryptorchismus und seine behandlung beitrag. zur Klinich. Chirurg., Tubingen. 1898, tome XXI.

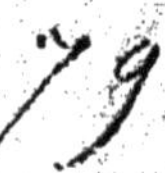

www.ingramcontent.com/pod-product-compliance
Ingram Content Group UK Ltd.
Pitfield, Milton Keynes, MK11 3LW, UK
UKHW021716130726
13696UKWH00004B/1857